CONSIDÉRATIONS PRATIQUES

SUR

QUELQUES MALADIES

DE L'ILE MAURICE;

THÈSE

Présentée et soutenue à la Faculté de Médecine de Paris, le 2 avril 1836, pour obtenir le grade de Docteur en médecine;

PAR PIERRE-FÉLIX BOURON, de Grenoble,

Département de l'Isère;

Ex-Chirurgien et Pharmacien de l'hôpital civil; Officier de santé du Gouvernement et Vaccinateur au quartier de Moka, à l'île Maurice; Membre fondateur de la Société d'histoire naturelle de la même île; Membre correspondant de la Société Linnéenne de Bordeaux.

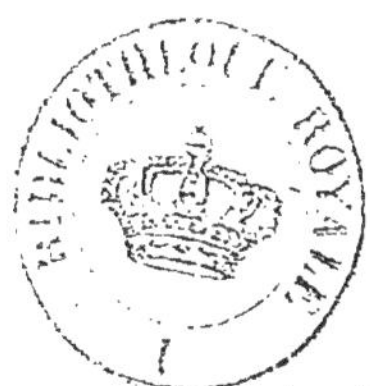

Qui benè judicat, benè curat.

A PARIS,

DE L'IMPRIMERIE DE DIDOT LE JEUNE,

IMPRIMEUR DE LA FACULTÉ DE MÉDECINE,

rue des Maçons-Sorbonne, n° 13.

1836.

FACULTÉ DE MÉDECINE DE PARIS.

Professeurs.

M. ORFILA, Doyen.	MM.
Anatomie	CRUVEILHIER.
Physiologie	BÉRARD, Examinateur.
Chimie médicale	ORFILA.
Physique médicale	PELLETAN.
Histoire naturelle médicale	RICHARD, Président.
Pharmacologie	DEYEUX.
Hygiène	DES GENETTES.
Pathologie chirurgicale	MARJOLIN. GERDY.
Pathologie médicale	DUMÉRIL. ANDRAL, Examinateur.
Pathologie et thérapeutique générales	BROUSSAIS.
Opérations et appareils	RICHERAND.
Thérapeutique et matière médicale	ALIBERT, Suppléant.
Médecine légale	ADELON.
Accouchemens, maladies des femmes en couches et des enfans noveau-nés	MOREAU.
Clinique médicale	FOUQUIER. BOUILLAUD. CHOMEL. ROSTAN.
Clinique chirurgicale	JULES CLOQUET, Examinateur. .... ROUX. VELPEAU.
Clinique d'accouchemens	DUBOIS (Paul).

Professeurs honoraires.

MM. DE JUSSIEU, DUBOIS.

Agrégés en exercice.

MM.	MM.
BÉRARD (Auguste).	JOBERT.
BOUCHARDAT, Examinateur.	LAUGIER.
BOYER (Philippe).	LESUEUR.
BROUSSAIS (Casimir).	MÉNIÈRE.
BUSSY.	MICHON.
DALMAS.	MONOD.
DANYAU, Examinateur.	REQUIN.
DUBOIS.	ROYER-COLLARD.
FORGET.	ROBERT.
GUÉRARD.	SANSON (aîné).
GUILLOT.	VIDAL, Suppléant.

Par délibération du 9 décembre 1798, l'École a arrêté que les opinions émises dans les dissertations qui lui seront présentées doivent être considérées comme propres à leurs auteurs, et qu'elle n'entend leur donner aucune approbation ni improbation.

CONSIDÉRATIONS PRATIQUES

SUR

QUELQUES MALADIES

DE L'ILE MAURICE.

L'HISTOIRE des maladies qui règnent à l'île Maurice demande, pour offrir quelque intérêt, quelque utilité, à être traitée dans un ouvrage de longue haleine. C'est un sujet beaucoup trop vaste pour oser l'aborder dans une thèse : nous nous bornerons donc à donner ici une esquisse rapide d'une portion du tableau que nous essaierons peut-être plus tard de remplir.

Maladies de l'encéphale et de ses dépendances.

Épilepsie. Les nègres sont beaucoup plus sujets à l'épilepsie que les blancs, et, parmi eux, ceux qui sont originaires de Madagascar en sont si fréquemment atteints qu'on la connaît dans l'île sous le nom de *maladie malgache :* on la voit souvent survenir chez les adultes qui sont adonnés à l'usage des boissons alcooliques.

L'altération pathologique qui cause cette maladie, quoiqu'elle échappe presque toujours aux investigations cadavériques les mieux faites, est cependant bien profonde, puisque les révulsifs les plus puissans n'ont aucune influence sur elle. A Maurice, il n'est pas rare que les nègres, en tombant dans des brasiers pendant un accès, se fassent de larges et profondes brûlures, soit à la tête, soit dans d'autres parties du corps, soit même sur le point d'où partait l'*aura epileptica*. Chez eux la marche du mal n'en éprouve pas le moindre changement ; les accès reparaissent tout aussi fréquens, tout aussi longs. Les agens thérapeutiques les plus vantés par les auteurs, et employés avec la plus grande persévérance, ont constamment échoué entre nos mains. Le camphre, administré long-temps et à doses progressives, a paru dans quelques cas procurer une amélioration notable, éloigner les accès. Mais de tous les moyens le plus efficace est, sans contredit, la saignée pratiquée au moment d'un accès, même chez des sujets affaiblis et d'une constitution détériorée : c'est le seul qui nous ait procuré quelques avantages durables.

OBSERVATION.

Azor, Malgache, âgé de trente ans environ, et attaché à l'établissement Bon-Espoir appartenant à M. Ch. Telfair, était depuis fort long-temps sujet à des attaques d'épilepsie. En 1831, malgré les traitemens les plus rationnels, la maladie avait fait des progrès effrayans : la nutrition se faisait mal ; il ne pouvait plus travailler, et dans l'intervalle des accès il demeurait dans un état d'hébétude remarquable. Dans le mois de juin, les accès se succédaient presque sans interruption. Le 21, me trouvant auprès de lui au moment de l'invasion d'une attaque, je me décidai à lui pratiquer une saignée. Malgré le dépérissement qu'il avait éprouvé, bien qu'il n'y eût aucun signe de pléthore, je tirai quatorze onces de sang; pendant son écoulement, l'assoupissement se dissipa. A dater de ce moment, la santé se rétablit peu à peu. Bientôt il eut assez de forces pour reprendre son travail habituel, et il s'est écoulé plus d'une année sans qu'il ait eu un seul accès.

Hystérie. Nous venons de voir que l'épilepsie attaque presque exclusivement la population nègre; il n'en est pas de même pour l'hystérie: elle semble être particulière aux femmes blanches et à celles de la population de couleur; du moins nous n'avons pas rencontré, il n'est pas venu à notre connaissance un seul exemple de négresse hystérique. Cette névrose, quelle que soit sa cause, quel que soit son siége, demande à être attaquée avec énergie dès son début; quand une fois elle a duré quelque temps, quand elle est passée pour ainsi dire en habitude dans l'économie, sa guérison est bien difficile. Nous avons observé qu'une perturbation, une secousse heureusement imprimée au moment d'un accès, peut quelquefois amener les plus heureux résultats; nous en citerons un exemple.

OBSERVATION.

Mademoiselle D. G. ., âgée de seize ans, bien constituée, ayant un tempérament nerveux assez prononcé, était depuis une vingtaine de jours en proie à des accès hystériques survenus à la suite d'une suppression accidentelle de ses règles. Nos soins, éclairés par les sages avis d'un des plus anciens médecins de l'île, avaient été jusqu'alors infructueux, et le mal devenait à chaque instant plus alarmant. Étendue sur son lit, paraissant insensible à tout ce qui se passait autour d'elle, la malade poussait des gémissemens plaintifs qui étaient alternativement interrompus par des évanouissemens et par des mouvemens spasmodiques. Nous étions auprès d'elle depuis plusieurs heures; les moyens que nous avions employés n'avaient amené aucun soulagement, lorsque nous nous décidâmes à faire pénétrer dans les narines, pendant un évanouissement, un demi-gros environ d'eau de Cologne.

Aussitôt elle se soulève avec violence, fait de longs efforts pour tousser et pour vomir ; et dès-lors les évanouissemens cessèrent, les accès hystériques ne se montrèrent plus, et sa santé ne tarda pas à revenir.

Rage. Si l'on excepte la néphrite et l'hématurie, on peut dire qu'il n'y a point de maladies qui soient particulières à l'île Maurice. Sa forme, sa situation isolée au milieu des mers ont permis aisément de suivre le développement et la marche de toutes celles qui s'y sont successivement montrées et qui s'y montrent encore aujourd'hui. Par exemple, ce n'est qu'après l'arrivée de navires sur lesquels ces maladies avaient exercé quelque ravage qu'on a vu apparaître la variole, le choléra-morbus. La rougeole et la dysenterie ont pris naissance au milieu des grands rassemblemens d'hommes que la guerre y a quelquefois amenés. Il paraît que la rage est une des maladies introduites récemment : on ne l'avait jamais observée, lorsqu'en 1812, après l'arrivée d'une meute venant de l'Inde, elle se déclara sur quelques chiens : ceux-ci mordirent plusieurs personnes des deux populations qui périrent hydrophobes. Les années suivantes, on en observa encore quelques cas, mais depuis plus de quinze ans elle n'a pas reparu ; cependant chaque jour on introduit sans la moindre précaution une énorme quantité de chiens venant de tous les pays. Ceci pourrait faire supposer que les circonstances atmosphériques de l'île ne sont pas favorables au développement de cette maladie, qu'elle a de la peine à s'y acclimater.

Maladies de la moelle épinière.

Tétanos. Le tétanos se montre fréquemment à l'île Maurice, où il est connu sous le nom de *crampe*. Il a été bien décrit : il ne reste plus rien à dire sur les symptômes qui le caractérisent dans les pays chauds. Les autopsies que nous avons faites ne nous ont rien appris sur le siége précis de cette terrible maladie. Ces contractions involontaires et permanentes de quelques muscles, ces secousses comme électriques qui agitent incessamment tous les autres, tandis que le cerveau conserve ses fonctions dans la plus parfaite intégrité, doivent nécessairement avoir leur point de départ dans la moelle épinière. Mais est-elle affectée idiopathiquement, ou bien ne l'est-elle que sympathiquement? Voilà une importante question; de sa solution dépendent la conduite du médecin et bien souvent le salut des malades. Les faits que nous avons recueillis ne nous permettent pas de la résoudre; mais nous observerons, abstraction faite du siége du mal, que l'excitation morbide transmise à la moelle épinière, par les tégumens qu'un vent froid ou l'humidité viennent de frapper douloureusement, ne doit pas être la même que celle qui lui est imprimée par un nerf déchiré dans une plaie, désorganisé dans une brûlure ou tiraillé dans une cicatrice vicieuse. Cette réflexion, qui est purement théorique, acquiert quelque importance quand on considère les résultats offerts par la pratique : en effet, le tétanos produit dans le premier cas se guérit aisément; celui qui a lieu dans les autres est presque toujours mortel. Dans l'un et les autres, la cause déterminante, l'humidité ou le froid, est bien la même, le mal se traduit par les mêmes symptômes, mais bien certainement il diffère, soit par son intensité, soit par sa nature, soit par le siége qu'il affecte.

Nous pensons, en conséquence, qu'il importe beaucoup, pour l'étude de cette maladie et pour l'emploi efficace des moyens thérapeutiques qu'elle réclame, d'insister sur sa distinction en tétanos spontané ou accidentel et en tétanos traumatique. Dans le premier, les médicamens qui tendent à rappeler à la peau la chaleur et la transpiration, unis à ceux qui peuvent calmer et régulariser les mouvemens désordonnés des nerfs, suffisent dans la plupart des cas, à des doses ordinaires; dans le second, non-seulement ils échouent presque toujours, mais encore, comme on est obligé de les administrer à très-haute dose, ils ajoutent à la violence et au danger du mal en enflammant les organes de la digestion. L'ouverture de quelques cadavres a mis pour nous cette vérité hors de toute espèce de doute.

Tétanos des nouveau-nés. Le tétanos fait périr chaque année à Maurice un très-grand nombre de négrillons. Sur certaines propriétés situées dans des lieux humides et exposées au courant des vents froids, il est peu d'enfans qui n'en soient pas atteints. On le regarde comme mortel; et cette opinion est si bien établie qu'il arrive quelquefois qu'on donne peu de soins aux victimes qu'il a frappées. En insistant sur la division dont nous avons parlé plus haut, non-seulement on peut éviter chez eux son développement, mais encore, dans un bon nombre de cas, on en obtiendra aisément la guérison. Celui qui survient du troisième au cinquième jour de la naissance, époque de la chute du cordon ombilical, est toujours traumatique, et partant mortel. Ce fait, que nous ne trouvons consigné nulle part, nous a été démontré lorsque nous avons vu constamment, dans tous les cas que nous avons pu observer, que le cordon ombilical, en tombant, avait laissé soit une plaie suppurante, soit des ulcérations, soit une cicatrice imparfaite. Celui qui se déclare plus tard, lorsque la cicatrice ombilicale est parfaite, n'est qu'un tétanos accidentel, et peut très-bien guérir si on l'attaque par des moyens appropriés à sa nature et à l'âge du sujet : nous avons dans notre pratique plusieurs cas d'un heureux succès. En voici un des plus remarquables.

OBSERVATION.

Dans le mois d'avril 1832, nous fûmes appelé sur l'établissement de Bon-Espoir, appartenant à M. Ch. Telfair, pour donner nos soins à l'enfant d'une négresse créole nommée Chouchou, qui avait le tétanos depuis la veille. Il était âgé d'un mois environ, et n'avait aucune plaie sur le corps. Les mâchoires étaient serrées, et les muscles du cou et du dos, violemment contractés, lui tenaient la tête renversée en arrière; à des intervalles très-rapprochés, de fortes secousses agitaient tous les autres muscles; la déglutition était difficile, la peau froide et le pouls faible; les cornées, couvertes de mucosités, avaient un aspect vitreux. Par momens il faisait entendre quelques cris faibles et plaintifs. Nous prescrivîmes un large vésicatoire à chaque bras, deux lavemens huileux avec trois grains de camphre, des frictions sur le trajet de la colonne vertébrale avec un liniment volatil camphré et opiacé; une infusion chaude de fleurs de sureau édulcorée avec le miel, et de la flanelle pour l'envelopper entièrement. Sous l'influence de ce traitement, le mal resta stationnaire pendant quarante-huit heures; puis une légère amélioration se montra, et en quinze jours, à dater de l'invasion, il avait entièrement disparu.

On voit le tétanos traumatique compliquer non-seulement les opérations, les brûlures, les plaies et les ulcères, mais encore il survient à la suite de la coupure la plus superficielle, de la piqûre la plus légère et même de la plus petite contusion. Dans ces cas on est embarrassé pour se rendre compte de son invasion : l'influence du climat, la prédisposition individuelle suffisent à peine pour l'expliquer d'une manière satisfaisante. Une observation importante pour la pratique, c'est que les blessés courent un grand danger au moment où la cicatrice vient de se fermer : il suffit alors d'un léger refroidissement, d'un faible courant d'air humide, pour faire développer le tétanos. Doit-on dans ce cas l'attribuer au tiraillement, à la compression des filets nerveux dans une cicatrice vicieuse? ou bien à ce que le blessé, ayant séjourné plus ou moins long-temps dans un lit ou dans un appartement, est devenu plus impressionnable? ou bien encore à ce que la cicatrice n'a pas acquis assez de consistance pour protéger les nerfs qu'elle recouvre? Qu'il soit dû à une seule de ces causes, ou qu'elles y contribuent chacune pour quelque chose, toujours est-il qu'il est aussi dangereux que celui qui complique les solutions de continuité en général; aussi n'hésitons-nous pas à le ranger dans le tétanos traumatique.

Les pansemens méthodiques et simples dans lesquels on s'abstient de toute substance irritante, et qu'on renouvelle le plus rarement possible; un régime sévère, un appartement dans lequel le blessé ne soit pas exposé à ressentir les changemens brusques de la température, suffisent toujours pour préserver du tétanos, quelles que soient d'ailleurs l'influence du climat, la prédisposition individuelle et la nature de la lésion. Quant à nous, du moins, nous ne l'avons vu se déclarer que dans les cas où ces règles de bonne chirurgie et de prudence avaient été omises ou violées.

Nous n'avons jamais observé que le tétanos accidentel compliquât les inflammations du foie ou des autres organes, et qu'il fût quelquefois un symptôme de la présence des vers. Dans un seul cas de tétanos traumatique, que nous allons rapporter, les vers que nous trouvâmes dans les intestins grêles pourraient être regardés par quelques médecins comme la cause qui lui donna lieu.

OBSERVATION.

Un nègre mozambique, apprenti du gouvernement, et âgé de vingt-six ans environ, fut apporté à l'hôpital civil dans le courant de septembre 1823, pour une brûlure profonde qu'il s'était faite à la main droite. Le lendemain de son entrée il se plaignit d'éprouver un peu de gêne dans la déglutition et dans les mouvemens de la mâchoire et de la tête. Le troisième jour, un tétanos général s'était déclaré. Les préparations opiacées unies à l'alcali volatil lui furent administrées à haute dose, tant intérieurement qu'extérieurement, mais sans le moindre succès : il mourut le cinquième jour. A l'autopsie nous ne trouvâmes rien d'anormal, ni dans le cerveau, ni dans la moelle. La muqueuse de l'estomac présentait çà et là des traces manifestes d'inflammation ; les intestins grêles contenaient une soixantaine de vers lombrics fort gros, et leur membrane muqueuse était plus ou moins injectée et enflammée dans tout son trajet.

Myélite épidémique. Sous le climat brûlant des tropiques, la sécrétion de la sueur devient une des fonctions les plus importantes de l'économie ; elle est excessivement abondante ; elle ne cesse, pour ainsi dire, jamais dans l'état de santé. Les organes chargés de la fournir prennent en conséquence un grand développement, et les nerfs qui s'y distribuent, participant sans doute à ce développement, acquièrent une exquise sensibilité. Aussi voit-on les sympathies qui unissent les tégumens aux autres organes devenir et plus intimes et plus actives. Il semble en outre que les capillaires sanguins remplacés, effacés à la peau par les vaisseaux chargés d'y amener les matériaux qui fournissent à la sueur, deviennent plus nombreux et plus apparens dans les organes intérieurs. C'est sans doute à ces deux causes qu'on doit attribuer, d'une part, cette foule de maladies graves que la plus petite vicissitude atmosphérique produit en troublant la sécrétion des tégumens; de l'autre, la promptitude, l'activité de la marche des inflammations internes.

Nous avons vu qu'un léger souffle de vent froid suffit quelquefois pour causer un horrible tétanos; nous allons voir quelques vicissitudes atmosphériques donner lieu à des épidémies meurtrières de myélite; car nous n'hésitons pas à dénommer ainsi une maladie connue dans l'île sous le nom de *barbier*, et dont l'apparition, ayant toujours coïncidé avec les époques de l'année où les changemens de la température sont brusques et rapides, est venue plusieurs fois épouvanter la population, autant par la rapidité de sa marche et la singularité des symptômes qui la caractérisaient que par le nombre des victimes qu'elle faisait. C'est en 1823 qu'elle a régné pour la dernière fois, et c'est à cette époque que nous l'avons observée. On n'avait point fait d'autopsie qui pût éclairer sur son siége; nous n'avons pas rencontré l'occasion d'en faire nous-même; mais, si nous en jugeons d'après la marche, les symptômes et les suites qu'elle a constamment offerts, nous n'hésiterons pas à placer son siége dans la moelle épinière, à dire, en un mot, que c'est une myélite. Dans les épidémies antérieures à celle de 1823 elle avait attaqué les femmes, les jeunes gens des deux sexes et les enfans; celle-ci ne choisit ses victimes que parmi les derniers. Chez quelques-uns une gastro-entérite, caractérisée par la rougeur de la langue, une soif vive, des vomissemens, la constipation, une sensibilité épigastrique plus ou moins grande, la sécheresse de la peau et la fréquence du pouls, ouvrait la marche. Bientôt arrivait une paralysie des membres abdominaux, accompagnée de gêne dans la miction et la défécation, quelquefois précédée par une douleur dans la région lombaire et dans les articulations. Chez le plus grand nombre la paralysie des extrémités abdominales et celle de la vessie et du rectum se montraient sans prodromes, souvent sans que le malade s'en aperçût qu'au moment où il voulait exécuter quelque mouvement. Il n'y avait dans ce cas point de fièvre, point de symptômes d'irritation gastrique bien prononcés. Le cerveau, dans l'un et l'autre cas, ne prenait part au désordre général que par une douleur sus-orbitaire plus ou moins forte. La première nuance était la plus grave. La seconde cédait aisément aux moyens qui produisaient une abondante transpiration. Parmi les malades qui ne succombèrent pas, quelques-uns ne recouvrèrent plus l'usage de leurs membres; la plupart conservèrent une paralysie avec atrophie d'un des membres abdominaux.

Maladies de la poitrine.

Asthme. Les auteurs qui n'ont pas cru devoir admettre l'asthme essentiellement nerveux eussent trouvé à Maurice un très-grand nombre de cas qui les auraient bientôt fait changer d'opinion. En effet, nous l'avons observé fréquemment chez l'une et chez l'autre population; il n'épargne pas les enfans, qui le reçoivent souvent en héritage de leurs parens. Nous avons donné des soins à plusieurs familles de nègres chez lesquelles la plupart des enfans étaient asthmatiques, ainsi que l'avaient été soit leur père, soit leur mère. Rien dans la conformation de la poitrine et dans l'état général ne pouvait rendre compte de l'existence de cette affection, qui, chez quelques-uns, disparaissait tout à fait à l'âge de puberté. Nous avons connu plusieurs personnes qui, après en avoir été tourmentées pendant long-temps, se sont vues radicalement guéries dès qu'elles ont pris le parti de quitter la colonie.

L'époque de l'année où les asthmatiques ont les accès les plus fréquens et les plus pénibles est celle où le temps est variable, froid et pluvieux; ils paraissent coïncider avec la diminution de la transpiration.

Les feuilles du datura stramonium, fumées en guise de tabac durant les accès et pendant l'intervalle qui les sépare, produisent souvent de très-bons effets. Nous les avons vues, employées ainsi longtemps, ou les calmer, ou diminuer leur durée, ou éloigner leur retour. On vante depuis quelques années les feuilles de l'*angræcum fragrans*, fumées aussi en guise de tabac. Nous n'avons sur ce remède que des faits étrangers à notre pratique, et sur lesquels par conséquent nous ne pouvons pas prononcer.

Des défrichemens entrepris sans mesure et sans règles ayant successivement dénudé le sommet des montagnes et toute la côte, il en est résulté des changemens notables dans le climat. La température éprouve maintenant plus souvent qu'autrefois des variations brusques, non-seulement d'un jour à l'autre, mais encore dans la même journée; aussi les maladies des voies aériennes sont-elles très-fréquentes, et, chose surprenante, elles offrent toute la gravité de celles qu'on observe dans les climats froids et humides.

Croup; angines couenneuses. Depuis quelques années le croup s'est montré plusieurs fois, et les angines couenneuses font bien souvent des victimes, non-seulement parmi les enfans, mais encore parmi les adultes. Toutes ces maladies, si elles ne sont pas enlevées dès le début, ou si du moins leur marche rapide n'est pas entravée par un traitement antiphlogistique énergique et rationnel, deviennent promptement au-dessus de toutes les ressources de l'art. Quelques cures obtenues, dans des cas légers, par le tartre émétique administré à dose vomitive, ont donné à ce médicament, parmi le public et la plupart des médecins, une vogue qui a été souvent funeste. En effet, quand l'inflammation de la gorge est assez profonde pour ne pouvoir pas être déplacée par ce moyen, quand l'estomac est déjà irrité, il provoque une gastrite, qui, selon nous, est une complication si fâcheuse, si redoutable dans ces cas, que l'on doit tout faire pour l'éviter.

Coqueluche. Nous avons encore observé à Maurice des bronchites épidémiques offrant des similitudes avec celles qui ont régné quelquefois en Europe, et que les auteurs ont décrites sous le nom de *grippe*. La coqueluche s'y montre aussi assez souvent; nous en avons observé deux épidémies dans des parties de l'île différentes par leur position et leur climat, dans deux saisons différentes aussi et sous des circonstances atmosphériques qui n'étaient pas les mêmes. La première, nous l'avons suivie en 1825, dans le quartier de la Savanne, partie de l'île très-boisée et humide; c'était dans les mois d'avril et de mai, époque des grandes pluies; elle n'attaqua que les enfans. Chez tous ceux à qui nous avons donné des soins, elle n'était qu'une affection plus ou moins fatigante pour eux, tant qu'elle demeurait isolée de toute complication; mais dès qu'une entéro-colite, accompagnée de la présence de vers, se déclarait, il était bien difficile d'éviter une terminaison funeste. Un enfant, appartenant à l'établissement de M. Gonet aîné, ayant succombé, l'autopsie qu'on nous permit de faire nous démontra combien ceci était fondé. En effet, nous ne trouvâmes rien d'anormal ni dans le cerveau ni dans les voies aériennes, tandis que la muqueuse de l'estomac avait des points enflammés, surtout auprès du pylore. Les intestins grêles contenaient une douzaine de vers lombrics, et leur membrane muqueuse, plus ou moins injectée dans toute son étendue, offrait çà et là des ecchymoses et des plaques d'un rouge très-prononcé, sur lesquelles on remarquait un commencement de ramollissement. La seconde coqueluche épidémique que nous avons observée a régné au Port-Louis en 1834, pendant les mois de juillet, d'août et de septembre: c'est l'époque la plus froide de l'année; des brises du sud-est, accompagnées de brouillards et de pluies, y règnent constamment. Cette année les brises furent moins froides et une sécheresse insolite les accompagna. Les adultes et les enfans furent atteints: chez ceux-ci on vit des accès de toux si violens et si longs que beaucoup périrent asphyxiés. La complication la plus redoutable chez les enfans à la mamelle était une méningite de la base; chez ceux qui étaient plus âgés, une entéro-colite mortelle se montrait bien souvent. Les colons et la plupart des médecins sont persuadés qu'il ne faut pas combattre cette maladie, qu'il faut la laisser suivre ses périodes, l'abandonner aux seules ressources de la nature. Tout ce que nous avons vu ne nous permet pas de partager cette manière de voir : en effet, lors même que la coqueluche n'offrirait aucun danger par elle-même, il y aurait, il nous semble, une espèce de cruauté à laisser un enfant en être tourmenté pendant deux ou trois mois sans chercher à le guérir. Mais ces accès violens de toux convulsive, ces asphyxies momentanées, ne peuvent pas se répéter souvent sans causer par l'ébranlement général qu'ils impriment à toute l'économie, par le refoulement des fluides qu'ils produisent, par la stase du sang qu'ils amènent dans les organes les plus essentiels à la vie, sans causer, disons-nous, soit des congestions, soit des inflammations plus ou moins dangereuses. Ceci, bien démontré par l'expérience, doit donc engager le médecin à chercher à entraver la marche de la coqueluche par tous les moyens possibles et rationnels. Un vêtement de flanelle appliqué sur la peau; la poudre de belladone, administrée plusieurs fois dans la journée à doses progressives, jusqu'à production de quelques vertiges; des sinapismes promenés sur toutes les articulations; le changement de localité, nous ont souvent procuré d'excellens résultats.

Pneumonie. Les pneumonies ne sont pas rares, surtout dans la saison où les vents sont froids et violens, et particulièrement sur les points de la côte qui reçoivent leur première impression. Le traitement antiphlogistique est le seul qui nous ait procuré quelques succès; mais il demande à être approprié au climat et au tempérament des individus; rarement chez les nègres peut-on l'employer comme les auteurs le prescrivent. Les saignées trop copieuses font éprouver des pertes irréparables, ou jettent dans un état de faiblesse fâcheux et difficile à combattre. Les petites saignées qui ne sont pas proportionnées à la violence du mal et aux forces des malades donnent une grande activité à l'inflammation, produisent l'hépatisation du poumon, et à celle-ci succède bientôt la fonte purulente. Pour éviter ces deux écueils également dangereux, nous pratiquions une seule saignée générale par une ouverture assez large pour produire instantanément une grande déplétion et une prompte syncope; immédiatement après, nous faisions une application de sangsues plus ou moins forte sur le point douloureux de la poitrine; et si les symptômes offraient quelque amendement, nous en venions de suite à l'emploi des révulsifs les plus actifs sur la peau et sur le rectum. Ce mode de traitement est le seul qui nous ait procuré l'avantage qu'on doit toujours se proposer dans le traitement d'une pneumonie, une prompte résolution. Nous pourrions citer ici à l'appui un grand nombre d'observations que nous avons recueillies.

Phthisie. La phthisie est une des maladies les plus communes à l'île Maurice; son degré d'acuité est si grand, que, dans la plupart des cas, les sujets qu'elle frappe sont conduits au tombeau dans un court espace de temps. On peut s'y convaincre à chaque instant qu'elle est un des funestes héritages que les parens peuvent transmettre à leurs enfans. Il n'est pas rare de voir des familles entières disparaître pour ainsi dire, et c'est cette circonstance qui la fait regarder par beaucoup de personnes comme contagieuse. Nous avons donné des soins à quelques-unes de ces familles dont tous les membres portent dans leur sein cette funeste prédisposition; nous avons remarqué chez tous une grande facilité à contracter des bronchites ou des inflammations plus ou moins intenses de la gorge; la plupart étaient aussi sujets à des hémoptysies, qui se renouvelaient sous l'influence des causes les plus légères: chez tous la phthisie ne s'est déclarée qu'après que l'une de ces affections s'était montrée plus vive, plus tenace que celles qui l'avaient précédée. Nous l'avons vue une fois se développer après un rhumatisme articulaire.

OBSERVATION.

Mademoiselle N. de L., âgée de vingt-quatre ans environ, était née d'une mère phthisique, et déjà une de ses sœurs et un de ses frères avaient succombé à cette maladie. Sa poitrine était large et bien conformée; tout chez elle annonçait la santé la plus florissante. Des bronchites et des inflammations légères de la gorge étaient les seules indispositions qui l'eussent troublée quelquefois. Dans le courant de 1829, à la suite d'un dîner où elle avait pris du vin et des liqueurs, elle fut saisie par le froid en rentrant chez elle. Dans la nuit, des frissons et des douleurs dans les articulations la privèrent de sommeil. Dès le lendemain, un rhumatisme articulaire presque général s'était déclaré. Consulté, nous prescrivîmes un traitement antiphlogistique proportionné à l'intensité du mal et à l'âge du sujet. Il produisit quelque amélioration; mais la malade, impatientée par la durée du mal, voulut sortir de son lit et même de sa chambre. Alors une petite toux se montra, et à mesure qu'elle fit des progrès le rhumatisme se dissipa. Nous employâmes, mais en vain, tous les moyens rationnels que nous pûmes trouver, afin de lui faire éviter le triste sort qui la menaçait. Au bout de quelques mois, elle succomba à une phthisie qui l'avait conduite au dernier degré du marasme.

Maladies du cœur.

Bien que la circulation ait à Maurice, ainsi que dans tous les climats chauds, une grande activité, particulièrement dans les vaisseaux capillaires, cependant les battemens du cœur et les pulsations artérielles offrent généralement de la mollesse. Est-ce à ces deux circonstances, en apparence contradictoires, qu'est due la rareté des anévrysmes du cœur et des artères? Quoi qu'il en soit de cette question, que nous ne pouvons pas approfondir dans ce moment, l'attention des médecins ayant été fixée sur la coïncidence fréquente qui existe entre les maladies du cœur et le rhumatisme articulaire, on ne trouvera peut-être pas dénuée d'intérêt la remarque que nous consignons ici, que ces deux affections s'observent l'une et l'autre fort rarement, et que sur quatre cas de maladies du cœur que nous avons rencontrés, deux avaient manifestement succédé à un rhumatisme articulaire. De ces deux cas, l'un ayant été étranger à notre pratique, nous ne pouvons en rapporter que les circonstances principales.

Ire OBSERVATION.

Le fils de M. C. R., âgé de douze ans environ, mourut dans le courant de 1831. Sa dernière maladie ayant été accompagnée de circonstances remarquables, l'autopsie fut faite, et montra une hypertrophie considérable du cœur. Il avait eu, plusieurs années auparavant, des rhumatismes articulaires plus ou moins violens; nous l'avions observé momentanément pendant la seconde ou la troisième attaque qu'il avait eue, c'était en 1828. Ce fut à la suite de l'une d'elles que les premiers symptômes notables de la maladie du cœur se manifestèrent.

IIe OBSERVATION.

Madame Saint-Faust habitait depuis long-temps le quartier froid et humide de Moka. Elle était parvenue à l'âge de soixante-sept ans sans avoir éprouvé de maladies bien graves. Depuis quelques années une douleur rhumatismale, ayant son siége dans le gros orteil gauche, la tourmentait bien souvent; quelquefois la douleur, s'accompagnant de gonflement de la partie, devenait si vive qu'elle était privée de l'usage de sa jambe. Une foule de moyens avaient été employés à diverses reprises sans soulagement notable. Dans le courant de 1826, elle fut prise tout à coup de douleur précordiale très-forte et de gêne considérable dans la respiration. Appelé auprès d'elle, nous la trouvâmes dans une anxiété extrême : le pouls était intermittent; les battemens du cœur, profonds et faibles, partageaient l'intermittence du pouls ; la main appuyée sur la région précordiale ne tardait pas à avoir la sensation d'une fluctuation que la malade percevait elle-même fort bien quand elle faisait quelques mouvemens, et dont elle s'inquiétait beaucoup. La mort survint peu de jours après, et fut accompagnée d'une agonie longue et pénible. Nous ne pûmes pas faire l'autopsie. Nous avions diagnostiqué une péricardite avec épanchement, et sans doute affection organique du cœur. Ce diagnostic fut pleinement confirmé par un de nos confrères, appelé en consultation.

Maladies de l'abdomen.

La membrane muqueuse des organes digestifs étant liée par des sympathies intimes aux tégumens, lorsque ceux-ci sont douloureusement affectés par les variations de l'atmosphère, lorsque leur sécrétion est supprimée tout à coup, elle devient un centre de fluxion, et ses propres fonctions augmentent d'activité. C'est autant à cela qu'à l'abus continuel des excitans de toute espèce que l'on fait dans les pays chauds que sont dues, sans doute, les nombreuses affections des organes digestifs et la gravité qui les caractérise.

Dysenterie. De toutes ces maladies, la plus fréquente et la plus redoutable, sans contredit, c'est la dysenterie. On l'avait observée de tout temps dans l'île ; mais à l'époque de sa conquête par les Anglais elle attaqua, avec une violence qu'on ne lui avait jamais trouvée, d'abord les troupes nombreuses qu'ils y avaient amenées, ensuite la population, parmi laquelle elle fit de nombreuses victimes. On pense généralement que c'est à cette époque qu'elle a pris l'acuité qu'elle a montrée et qu'elle montre encore aujourd'hui. Quant à nous, si ce que nous avons observé durant une pratique de près de douze années nous permet d'émettre une opinion, nous dirons que ce grand rassemblement d'hommes dut exercer, à l'époque où il eut lieu, une influence fâcheuse sur le développement et la marche de la dysenterie qui se déclara alors dans l'île; mais que depuis, si elle se montre et plus fréquente, et plus grave, et plus rebelle aux moyens qu'on emploie pour la combattre, cela ne tient plus à cette influence lointaine et passagère, mais bien à une foule de causes actuelles plus ou moins actives. Nous citerons en première ligne des changemens notables survenus dans le climat, et apportés dans la culture des terres; la substitution d'alimens amenés du dehors, à ceux que le sol produisait autrefois; enfin de grandes modifications dans les habitudes en général. Quoi qu'il en soit de ces opinions, qui, pour être appréciées à leur juste valeur, demanderaient à être accompagnées de faits et de développemens que nous ne pouvons pas donner ici, toujours est-il que chaque année, dans la saison chaude et humide, on voit un grand nombre de cas de dysenterie, surtout dans les villes et les propriétés où sont réunis beaucoup de nègres, et là elle emprunte à des circonstances toutes locales plus ou moins de gravité. Par exemple, nous avons remarqué que sur une grande propriété, où les nègres étaient d'ailleurs bien soignés et bien nourris, elle était quelquefois accompagnée de symptômes typhoïdes, et devenait presque toujours mortelle, parce que l'eau qu'ils buvaient provenait d'un canal boueux, peu abondant et contenant une grande proportion de matières animales et végétales décomposées, dont il se chargeait en traversant plusieurs autres propriétés et plusieurs usines. Nous avons encore observé qu'elle était plus fréquente, plus dangereuse sur les propriétés dont les nègres étaient exclusivement nourris avec du riz. Ce n'est pas que le riz ne soit un excellent aliment, bien approprié aux climats chauds; mais c'est que là, comme dans les climats tempérés, les hommes qui se livrent aux travaux rudes de la campagne, qui sont constamment exposés aux influences atmosphériques, ont besoin d'une alimentation qui résiste long-temps à l'action de l'estomac : une nourriture légère, presque liquide, les dispose, il nous semble, à contracter des maladies des organes digestifs.

Malgré les fréquentes occasions que l'on a d'observer la dysenterie, son traitement est encore livré à l'empirisme le plus honteux, le plus déplorable. L'infusion d'ipécacuanha à dose vomitive, ou des potions astringentes contenant une plus ou moins grande dose d'opium sont les armes qu'on emploie banalement pour la combattre. Pour ne pas nuire, pour être utile avec ces moyens, il faut interroger long-temps et avec soin l'état des organes sur lesquels on veut les déposer. L'ipécacuanha administré au début de la maladie, lorsque l'inflammation, peu profonde, est encore bornée à un point quelconque du gros intestin, en imprimant un ébranlement général, en produisant une abondante sécrétion de fluides, tant sur la première portion du tube digestif que sur les tégumens, amène une heureuse révulsion. Mais si l'inflammation est déjà ancienne, si elle est profondément située, en irritant l'estomac, il ne fait que hâter l'apparition de la gastrite, qui est une des plus fâcheuses complications; et si déjà elle existe, la mort survient pendant son effet ou peu de temps après. L'ipécacuanha est utile lorsque la maladie, usée par une longue durée, n'est plus entretenue que par une sécrétion vicieuse passée pour ainsi dire en habitude. Ce que nous venons de dire pour l'ipécacuanha, nous le répèterons pour les potions astringentes opiacées; cependant elles nous paraissent devoir mériter la préférence dans les cas où la dysenterie est entretenue par des ulcérations chroniques; en modifiant leur sensibilité, en changeant leur mode d'inflammation, elles hâtent, elles favorisent leur cicatrisation. Toutes les fois qu'il y a pléthore, réaction fébrile, coliques vives, évacuations très-sanguinolentes, l'un et l'autre moyen sont funestes. Les saignées générales, les sangsues ou les ventouses scarifiées (1) sur les points douloureux de l'abdomen ou à l'anus, les

(1) Maintenant que la rareté des sangsues appelle l'attention sur les ventouses scarifiées, on n'apprendra peut-être pas sans quelque intérêt que les nègres de la côte d'Afrique connaissent et emploient fréquemment ce moyen. Ils se servent d'une portion de corne de bœuf parfaitement conique; l'opérateur place la base sur le point douloureux, préalablement scarifié, soit avec un morceau de verre, soit avec tout autre objet tranchant, et sa bouche, appliquée sur le som-

bains de siége prolongés pendant plusieurs heures sont alors les seuls moyens rationnels et efficaces. Toutes les fois que la bonne volonté de nos malades ou celle de ceux qui leur donnaient des soins nous ont permis de mettre en pratique ces préceptes dans toute leur rigueur, nous avons eu de bons succès; ils nous ont suffi dans les cas les plus graves. Nous pourrions citer plusieurs propriétés, ayant de deux à trois cents nègres, sur lesquelles, pendant près de huit ans, nous n'avons pas eu à déplorer la mort d'un seul dysentérique.

Hépatite. Le climat de l'île Maurice, comme celui de tous les pays chauds, a bien certainement une influence sur la production de l'hépatite, mais elle est loin d'être aussi active que la plupart des auteurs l'ont avancé : s'il nous est permis d'en juger d'après nos propres observations, cette influence n'est qu'indirecte. Le foie, ainsi que tous les autres organes sécréteurs, semble admettre d'autant plus de sang dans son propre tissu que les tégumens en contiennent moins; comme eux aussi, lorsqu'une cause quelconque vient à supprimer la sécrétion de la sueur, refoule, pour ainsi dire, les fluides qui la fournissent vers l'intérieur, il devient un centre de fluxion; il s'y fait une congestion passagère qui donne aussi momentanément plus d'activité à ses propres fonctions. C'est dans ces congestions, dans ce surcroît d'activité arrivant brusquement et cessant de même, que se trouve l'influence du climat; c'est sans doute là qu'on doit chercher les causes premières des hépatites : mais, quelque puissantes qu'elles paraissent être au premier abord, elles ne sont cependant que des causes prédisposantes. Il faut, pour que l'hépatite aiguë ou chronique survienne, que des excès en tout genre, une médication irritante et intempestive, et surtout une idiosyncrasie particulière, leur viennent en aide. Maintenant, si l'on considère que les climats chauds vous

---

met auquel est adapté, au moyen de cire molle, un petit tuyau de plume, aspire l'air, fait le vide.

invitent, vous portent aux excès de tout genre ; qu'on y fait un usage journalier de salaisons, d'épices les plus fortes, d'alimens de haut goût ; qu'on y prend continuellement et en grande quantité des boissons fermentées et alcooliques ; qu'on y fait constamment abus des médications les plus actives, même dans les maladies légères, dans les indispositions ; si l'on considère que l'hépatite est non-seulement excessivement rare en comparaison des inflammations soit du tube digestif, soit de tous les autres organes, mais encore qu'elle se montre presque toujours à l'état chronique ; si l'on considère enfin que les femmes et les enfans y sont bien moins sujets que les hommes et les adultes, et que les étrangers n'en sont pas plus fréquemment atteints que les acclimatés et les indigènes, l'opinion que nous avançons aura quelque importance. Nous allons rapporter ici, pour lui donner appui, une des observations que nous avons recueillies.

OBSERVATION.

M. G. F...., propriétaire au quartier de la Rivière du Rempart, prenant quelques symptômes gastriques pour des signes annonçant la présence des vers, donne un vermifuge à l'un de ses domestiques, nègre âgé de douze ans. Ce vermifuge, qui était du suc laiteux du papayer, produit un grand effet purgatif, sans expulser de vers. Deux jours après, il en administre une seconde dose, et n'obtient encore que des purgations abondantes. Dès ce moment le jeune nègre perd graduellement sa santé, qui jusqu'alors avait été excellente. Ses digestions se font mal ; une douleur profonde se manifeste dans l'hypochondre droit ; le pouls prend de la fréquence ; les selles deviennent rares et grisâtres ; un ictère colore les conjonctives ; le foie augmente de volume, repousse les fausses côtes, fait saillie au-dessous de leurs cartilages. Nous opposons à cette maladie, que nous avions reconnue, d'abord un traitement antiphlogistique, puis les mercuriaux et tous les moyens les plus vantés en pareil cas, mais sans le moindre succès : le mal marche malgré nos soins, malgré nos remèdes ; au bout de trois mois, il était parvenu à son dernier degré, et une ascite considérable était venue le compliquer. Le malade succomba le 18 septembre 1831. A l'autopsie, nous ne trouvâmes rien de notable ni dans le cerveau, ni dans les organes contenus dans la poitrine. Le péritoine, sans être altéré, contenait une grande quantité de sérosité citrine. La membrane muqueuse de l'estomac, amincie et peu consistante dans quelques points, était en partie d'une couleur grisâtre, en partie d'un rouge plus ou moins foncé; celle des intestins grêles, présentant quelques ulcérations dans le duodénum, était plus ou moins altérée et colorée dans toute son étendue. Le foie, considérablement augmenté de volume, offrait une grande quantité de petits abcès; son parenchyme, plus dense, plus facile à déchirer, avait une couleur d'un jaune rougeâtre.

Ascite. L'ascite provenant d'un défaut d'équilibre entre l'exhalation et l'absorption, ou d'une irritation du péritoine, se rencontre assez fréquemment chez les nègres; c'est encore la sécrétion de la sueur interrompue brusquement qui en est la cause. En effet, nous l'avons vue survenir chez eux lorsque, étant en pleine transpiration, ils se plongeaient dans un courant d'eau froide, ou bien lorsqu'ils passaient la nuit couverts de vêtemens mouillés, ou bien encore lorsqu'ils venaient accidentellement à séjourner dans les bois humides et froids. Dans tous ces cas, les purgatifs drastiques, que l'on emploie généralement, sont nuisibles; ils rendent la maladie presque toujours incurable. Dans un grand nombre d'observations que nous avons recueillies à l'hôpital civil de Maurice, l'autopsie de sujets traités par la méthode évacuante nous a montré dans les organes de l'abdomen des altérations, des désordres vraiment incroyables. Le péritoine, plus ou moins profondément altéré, était rempli de productions organisées ou à demi organisées; l'estomac, les intestins, ayant leurs tuniques hypertrophiées, présentaient un canal tellement rétréci, que dans quelques points il aurait eu peine à admettre un tuyau de plume; le foie, le pancréas, la rate, les glandes du mésentère, augmentés de volume, avaient leur parenchyme changé de couleur et de consistance : tous ces organes, réunis par des brides celluleuses plus ou moins denses, ne formaient qu'une masse informe, inextricable et presque méconnaissable. Les observations que nous avons lues dans les auteurs, les autopsies que nous avons vues dans les hôpitaux en France, ne nous ont rien présenté de semblable. Chose étonnante! tous ces malheureux, malgré le traitement actif auquel ils étaient soumis, malgré le travail désorganisateur qui s'opérait incessamment chez eux, avaient traîné jusqu'à la fin une existence misérable, il est vrai, mais presque exempte de souffrance. Cependant, dans ces désordres, dans toutes ces altérations profondes, on voyait très-manifestement les traces de l'inflammation, les traces de l'activité insolite et morbide de la circulation capillaire qui avait présidé à leur formation. C'est là l'influence des climats chauds que le praticien ne doit jamais perdre de vue, qui doit lui servir de guide dans tous les moyens thérapeutiques qu'il emploie, non-seulement dans cette espèce d'hydropisie, mais encore dans toutes les autres maladies. Quant à nous, ces observations avaient tellement frappé notre esprit, que ce n'était qu'avec la plus grande réserve que nous nous décidions à employer les moyens irritans et énergiques pour combattre cette maladie. Le traitement auquel nous nous sommes souvent arrêté avec avantage, et qui mérite peut-être la préférence dans un grand nombre de cas, est l'administration de la décoction des fleurs du bananier. Cette substance, qui paraît contenir une grande proportion d'acides végétaux unis à un principe astringent, a une action marquée sur les organes sécréteurs de l'urine, et réveille l'action engourdie des vaisseaux absorbans. Voici de quel mode de préparation nous faisions usage :

℞ Fleurs fraiches de bananier. . . . . . . ℥ iij à iv.
Miel. . . . . ℥ ij.
Eau. . . . . ℔ iij.

Faites bouillir à petit feu jusqu'à réduction de moitié, passez et administrez en trois doses durant la journée.

Si la muqueuse des organes digestifs est un peu irritée ou susceptible, elle produit, en même temps qu'il s'opère une abondante sécrétion d'urine, une diarrhée séreuse qui est très-favorable. Si les organes digestifs sont au contraire parfaitement sains, elle donne lieu quelquefois à la constipation qu'il faut combattre en ajoutant à la décoction de vingt à trente grains de jalap pour la rendre laxative : une bonne nourriture, quelques frictions, l'exercice en plein air, suffisent dans tous les cas pour aider, pour hâter son action. Bien que la matière médicale soit déjà trop riche, nous n'hésitons pas à proposer d'ajouter à la longue liste des médicamens qu'elle indique le nom de celui-ci, et deux motifs nous y engagent : le premier, c'est qu'il nous a paru très-actif et très-efficace; le second, c'est que, dans les pays chauds, on peut se le procurer sans la moindre dépense. Le médecin ne doit pas seulement chercher à ramener ses malades à la santé, il doit encore être très-ménager de leur bourse. Lorsqu'il exerce dans les campagnes, dans les pays lointains, une foule de substances végétales qu'il méprise, qu'il dédaigne d'employer par cela seul qu'elles ne coûtent rien, lui rendraient bien souvent de plus grands services que ces drogues, ces médicamens, toujours vendus au poids de l'or, et dont l'emploi, aussi difficile que dangereux quand ils sont purs, est parfaitement inutile quand la cupidité ou le long voyage qu'ils ont fait les ont plus ou moins altérés. Les bornes que notre travail nous impose nous forcent à ne rapporter ici que deux des nombreuses observations que nous avons recueillies sur l'efficacité de la décoction des fleurs du bananier.

Ire OBSERVATION.

Dans le commencement de l'année 1826, un nègre, appartenant à M. Rouessart, propriétaire au quartier de Moka, après avoir séjourné pendant quelque temps dans les bois, revint chez son maître avec une ascite commençante. J'essayai long-temps, mais en vain, de la digitale, de la scille et de plusieurs autres médicamens; pendant qu'il les prenait, l'hydropisie fit des progrès énormes, elle devint générale.

J'étais sur le point de pratiquer la ponction, lorsque je me décidai à tenter l'emploi de la décoction de fleurs de bananier. Après en avoir fait usage pendant six semaines il fut radicalement guéri. Il y eut chez lui une sécrétion d'urine très-abondante. La décoction produisant la constipation, on fut obligé deux fois de la rendre laxative, en y ajoutant quelques grains de jalap en poudre.

IIe OBSERVATION

Le 10 octobre 1828, M. Lambert, propriétaire au quartier de la Rivière du Rempart, me consulta pour un de ses nègres qui avait une ascite accompagnée d'infiltration du scrotum et des extrémités. La cause n'en était pas connue, et depuis trois mois, malgré tous les traitemens qu'on avait employés, elle n'avait pas cessé d'augmenter. Je lui conseillai l'emploi de la décoction de fleurs de bananier, et il la mit en usage dès le lendemain. Le 21, l'infiltration du scrotum et des extrémités, et presque toute la collection aqueuse du péritoine avaient disparu. Le 30, à part un peu de maigreur, le nègre avait recouvré sa santé habituelle. Dans ce cas, outre une sécrétion abondante d'urine, il y eut des sueurs copieuses. Chez ces deux individus, et chez les autres qui ont été guéris par ce moyen il n'y a pas eu de rechute. Au moment où nous avons quitté la colonie, ils avaient encore une bonne santé. Nous avons aussi employé cette décoction avec succès dans une ascite survenue à la suite d'une fièvre intermittente, et dans un autre cas où elle avait succédé à une dysenterie.

Syphilis. La syphilis est une maladie très-commune à Maurice, et ses ravages sont prompts et terribles lorsqu'elle est devenue constitutionnelle. Ses symptômes primitifs disparaissent aisément au moyen des traitemens les plus simples et les plus variés; il en résulte que c'est presque toujours à ce dernier état qu'on a à traiter, surtout chez les nègres. Tous les vieux praticiens de l'île voient le virus syphilitique exerçant plus ou moins d'influence sur la marche de toutes les maladies qu'ils rencontrent. Sans partager leur opinion, qui est au moins exagérée, nous pensons toutefois que presque toutes les affections de la peau, ces dartres, ces lèpres horribles, ces ulcères variés, qui se présentent si fréquemment dans la pratique, s'ils n'ont pas pour cause le virus syphilitique, empruntent au moins à son existence dans l'économie une grande partie de leur gravité et de leur ténacité, et que dans beaucoup de cas il est, pour ainsi dire, le coup de fouet qui excite leur apparition.

La susceptibilité des organes digestifs, l'exaltation du système nerveux rendent l'emploi du mercure difficile dans les pays chauds. Il n'y est pas toujours aisé de trouver une préparation qui soit appropriée à la constitution de l'individu qui vous consulte, qui convienne parfaitement au symptôme qu'on désire combattre. Nous avons vu dans quelques cas certaine préparation, après avoir fait disparaître une portion des symptômes, devenir inutile contre ceux qui restaient, et même les exaspérer. Dans d'autres cas, après avoir employé le mercure pendant un certain temps, nous nous sommes vu dans la nécessité d'en suspendre l'usage pour le recommencer plus tard, ou bien de le cesser tout à fait, pour lui substituer les sudorifiques ou la diète lactée. Tantôt ce métal, donné sous une forme, rend plus active la marche de symptômes qui ne tardent pas à guérir si on vient à les combattre par une autre préparation; tantôt enfin un traitement mercuriel, quelque bien approprié qu'il soit à la maladie vénérienne contre laquelle on l'emploie, l'aggrave cependant, parce qu'on a négligé soit d'enlever l'inflammation par les saignées, soit des douleurs ostéocopes et une excitation générale par des préparations camphrées ou opiacées. En un mot, le praticien ne peut pas avoir de méthode particulière pour le traitement des maladies vénériennes; il est obligé de varier ses moyens thérapeutiques suivant les tempéramens et les affections qu'il rencontre; quelquefois c'est en faisant la médecine des symptômes, en les combattant un à un, par des remèdes différens, qu'il obtient les plus heureux succès.

OBSERVATION.

Philogène, nègre âgé de vingt-six ans environ, appartenant à M. Th. Sauzier, propriétaire au quartier des Pamplemousses, avait une exostose sur le cubitus gauche, survenue à la suite d'une blennorrhagie et d'ulcères vénériens aux parties génitales. Un médecin avait conseillé pour lui des pilules de *Beloste* et des frictions mercurielles. Bien que ce traitement exaspérât tous les symptômes, et que sous son influence le malade dépérît journellement, on ne le continua pas moins avec une admirable persévérance. Le 25 janvier 1830, M. Sauzier nous ayant consulté, nous trouvâmes le malade dans un état de maigreur générale; ses traits, profondément altérés, exprimaient la souffrance; outre une énorme exostose située sur le cubitus gauche, les extrémités des os formant les articulations radio-carpienne et huméro-cubitale étaient gonflées au point de rendre tous les mouvemens impossibles. Sur le dos et plusieurs autres parties du corps étaient d'énormes dartres squameuses; des douleurs ostéocopes le tourmentaient pendant la journée, et le privaient de sommeil pendant la nuit. Nous prescrivîmes un vêtement de flanelle, une alimentation douce, une décoction de salsepareille et de douce-amère, une pilule camphrée et opiacée pour le soir, et tous les deux jours des applications de sangsues autour de l'exostose, des articulations malades et des dartres. Au bout de dix jours, les douleurs ostéocopes ayant diminué, et l'inflammation des dartres ayant disparu, nous remplaçâmes les pilules narcotiques par une cuillerée à bouche de sirop de *Larrey*, et nous fîmes appliquer d'abord sur une dartre, ensuite successivement sur toutes les autres, du deuto-iodure de mercure suspendu dans de l'huile d'amandes douces. Ce traitement, continué avec beaucoup de soin pendant deux mois environ, et jusqu'à ce que le mercure eût produit un effet bien marqué sur les glandes salivaires, guérit non-seulement tous les symptômes syphilitiques, mais encore nous eûmes la satisfaction de voir le malade prendre de l'embonpoint et recouvrer ses forces sous son influence.

Bien que l'on ait beaucoup écrit contre les dangers de la salivation, nous ne craignons pas d'avancer ici qu'il est certains cas rebelles et désespérés dans lesquels on ne doit pas hésiter à chercher à en provoquer une très-abondante, et même à plusieurs reprises. En la proscrivant dans tous les cas, on se prive, nous le pensons, d'une ressource précieuse, d'une ressource que rien ne peut remplacer. Les cures brillantes obtenues sous nos yeux par M. *Montgomery*, chirurgien en chef de l'hôpital civil de Maurice, et quelques tentatives heureuses que nous avons faites nous-même, nous ont convaincu de l'avantage qu'on peut quelquefois retirer de cette pratique hardie. Un nouveau mode de traitement, introduit tout récemment dans cette île par un Indien, vient parfaitement à l'appui de ce que nous avançons. Ce moyen consiste à faire fumer au malade, en guise de tabac, des substances végétales desséchées, et contenant une plus ou moins grande quantité de cinabre (sulfure rouge de mercure). Il doit en avaler la fumée, la faire pénétrer profondément dans les voies aériennes plusieurs fois dans la journée, jusqu'à ce qu'une horrible salivation apparaisse. Un grand nombre de personnes ayant des symptômes syphilitiques plus ou moins graves, pour lesquels elles avaient inutilement usé de tous les médicamens les plus vantés, ont été bientôt guéries en employant ce mode de traitement. Nous lui avons vu faire disparaître promptement un herpes squamosus centrifugus (*Alib.*), une syphilis serpiginosa (*Alib.*), des ulcérations profondes avec carie du sternum, une éléphantiasis, qui avaient été jusqu'alors rebelles à tous les remèdes qu'on leur avait opposés. Mais ce mode de traitement, qui, entre les mains d'un praticien sage et habile, peut souvent être utile, livré entièrement au charlatanisme fera de nombreuses victimes. Nous avons remarqué que si la membrane muqueuse de la bouche du malade qui l'emploie rougit beaucoup, devient douloureuse, s'enflamme sans que la salivation survienne, le mal s'exaspère et cause même promptement la mort. En conséquence, nous pensons que ce moyen ne doit être mis en usage qu'avec la plus grande réserve, seulement dans les cas rebelles à tous les autres médicamens mis ordinairement en usage; dans les cas où les malades, à charge à eux-mêmes, sont un objet d'horreur et d'effroi pour leurs semblables; dans ces cas enfin où il est permis de se conformer au précepte d'*Hippocrate : Ad extremos morbos, extrema remedia exquisitè optima*.

PROPOSITIONS.

I.

Dans la blennorrhagie, tant que les symptômes inflammatoires persistent, le baume de copahu et le poivre cubèbe donnés à haute dose, outre l'inconvénient qu'ils ont de fatiguer ou d'irriter les organes digestifs, loin de guérir constamment l'écoulement, le rendent bien souvent plus intense, et partant plus long, plus difficile à supprimer.

II.

Lorsque l'inflammation a été préalablement combattue et enlevée, soit par des sangsues appliquées sur le gland (si la blennorrhagie n'est point syphilitique), au périnée ou à la racine de la verge, soit par tous les autres moyens antiphlogistiques convenables en pareil cas, le baume de copahu et le poivre cubèbe administrés à doses très-faibles, et répétées trois ou quatre fois au plus, suppriment sans inconvénient l'écoulement dans l'immense majorité des cas.

III.

Dans la syphilis, il est souvent indispensable, et presque toujours avantageux, de faire précéder l'administration du mercure par un traitement antiphlogistique, et même si on le peut, sans craindre de lui faire éprouver des pertes qu'il aurait de la peine à réparer plus tard, il faut enlever tous les symptômes inflammatoires avant de songer à le faire prendre au malade.

IV.

Lorsque dans la dysenterie la valvule iléo-cœcale et le commencement de la muqueuse du gros intestin sont malades, et c'est ce qui a lieu presque constamment, les ventouses scarifiées ou les sangsues doivent être appliquées dans la fosse iliaque droite : dans ces cas, les saignées locales, faites seulement à la marge de l'anus, affaiblissent le malade en pure perte.

FIN.

www.ingramcontent.com/pod-product-compliance
Ingram Content Group UK Ltd.
Pitfield, Milton Keynes, MK11 3LW, UK
UKHW020224200726
13856UKWH00004B/1592